Ätherische Öle

und das

VIRUS

Angstfrei durch das Leben gehen

Maria L. Schasteen

Informationen in diesem Sofort Ratgeber sind sorgfältig erwogen und geprüft. Sie bieten jedoch keinen Ersatz für ernährungswissenschaftliche Beratung oder ärztliche Behandlung, sondern wollen vielmehr das Allgemeinwissen erweitern.

Die Autorin und der Verlag können jedoch keine Haftung für Folgen aus dem richtigen oder unrichtigen Gebrauch der hier dargestellten Informationen oder Rezepte übernehmen.

Originalausgabe – 1. Auflage 2020

Titel: Ätherische Öle und das VIRUS

Name der Autorin: Maria L. Schasteen

ISBN: 9798646524097

WIDMUNG

Der Wahrheit und dem Leben verpflichtet

und allem Leben liebevoll gewidmet.

INHALT

Prolog:
Ätherische Öle und das Virus

Pflanzen schützen sich selbst

Seit Anbeginn der Zeit sind Pflanzen, die Duftmedizin der Menschheit und aller Lebewesen auf diesem Planeten, mit einem ureigenen, angeborenen Immunsystem ausgestattet, das wir als das **ätherische Öl der Pflanze** kennen. Nachdem Pflanzen festverwurzelt in der Erde stehen und vor einem Feind – Bakterien und Viren sowie Ungeziefer und Schädlingen, die sich von ihrer Lebenskraft ernähren wollen – nicht davonlaufen können, ist das ätherische Öl ihr einziger und effektiver Schutzmechanismus.

Wie das Blut in unseren Adern fließt, so ist das ätherische Öl das Blut der Pflanze. Du kannst es sehen, wenn ein Blatt verletzt ist und eine Flüssigkeit austritt. Oft hat die Pflanze einen bezaubernden Duft, der dein Herz erfreut, aber für die Eindringlinge ist es ein unmissverständliches Warnsignal, nicht näher zu kommen. Es riecht gefährlich ätzend für sie. So schützen sich Pflanzen vor Viren und anderen Krankheitskeimen selbst.

Diese ätherischen Öle hat sich der Mensch von alters her zur Gesundheitspflege und Vorbeugung vor Krankheiten sowie zur Heilung zunutze gemacht. Oft genügt schon ein einziger Tropfen eines ätherischen Öls, um eine große Wirkung zu erzielen. Diese hilfreichen Pflanzenenergien – feinste Schwingungen im Megahertzbereich – erreichen den Menschen auf körperlicher, emotionaler und geistiger Ebene.

Was haben ätherische Öle mit Viren, die uns bedrohen, zu tun?

Es gibt bestimmte ätherische Öle, die von der Wissenschaft als **antivirale ätherische Öle** bezeichnet werden und in zahlreichen Studien als höchst effektiv befunden wurden.[1]

Antivirale ätherische Öle sind unter anderem:

Basilikum, Eukalyptus, Gewürznelke, Majoran, Oregano, Pfefferminze, Rosmarin, Salbei, Teebaumöl, Thymian, Weihrauch, Zimtrinde, Zistrose, Zitrone, Zitronengras

Ihre Wirksamkeit beruht auf ihrer chemischen Zusammensetzung, die äußerst komplex ist und von keinem Labor dieser Welt nachgebaut werden kann. Denn jedes ätherische Öl kann aus hunderten oder sogar tausenden verschiedenen und einzigartigen chemischen Bestsandteilen zusammengesetzt sein.

Durch vorsichtige und kunstgerechte **Destillation** werden diese Pflanzenwirkstoffe in höchster Konzentration gewonnen. Daher sind ätherische Öle weitaus stärker in ihrer Wirkung und in ihrem Duft und Geschmack als getrocknete Kräuter, deren ätherische Öle weitgehend verflogen sind. Wir sprechen hier ausschließlich von ätherischen Ölen **höchster Qualität**. (Siehe *Sichere Anwendung ätherischer Öle* im Anhang.)

---

[1] www.pubmed.gov

Wie ätherische Öle in Pflanzen gebildet werden

Mineralien und Kohlenstoffe werden im Boden mit Stickstoff vereint, um **Aminosäuren** in der Pflanze zu bilden. Diese Aminosäuren bilden Proteine, die zur Bildung von ätherischen Ölen beitragen. **Ätherische Öle** und Aminosäuren wie Phenylalanin haben eine ähnliche aromatische Struktur.[2]

Achte auf den Begriff **Aminosäuren**, denn im Kapitel über das Immunsystem erfährst du ihr wahres Geheimnis!

Vorteile hochwirksamer antiviraler Öle

- Aufgrund ihrer geringen Molekularstruktur und -größe dringen ätherische Öle **mühelos** in den Körper ein.
- Laut Dr. Jean Valnet können ätherische Öle innerhalb von nur **20 Minuten** jede Zelle des Körpers erreichen. Sie werden dann wie andere Nährstoffe verstoffwechselt.
- Wissenschaftlern der Universität Wien zufolge stimulieren ätherische Öle den Blutfluss und erhöhen dadurch **Sauerstoff- und Nährstoffzufuhr.**
- Sie gehören zu den stärksten bekannten **Antioxidantien.**
- Ätherische Öle sind **antiviral**, antibakteriell, antimykotisch, antiinfektiös, antimikrobiell, antiparasitisch und antiseptisch. Einige ätherische Öle haben **alle getesteten Viren** und Bakterien zerstört.
- Ätherische Öle können die Zellen und das Blut im Körper **entgiften.**

---

[2] Gary Young, Essential Oils Integrative Medical Guide

- Die duftenden ätherischen Öle **reinigen die Luft**, wenn sie im Aroma-Diffuser vernebelt werden. Zugleich reichern sie die Atemluft mit Ozon und negativen Ionen an.
- Ätherische Öle schenken körperliches, emotionales und geistiges **Wohlgefühl**.

Wie du siehst sind ätherische Öle zur Vorbeugung und im Falle einer Vireninfektion außerordentlich hilfreich. Sie bringen Sauerstoff und Nährstoffe in die Zellen und transportieren Giftstoffe ab. Sie reinigen die Atemluft und können selbst Schutzmasken zu einem Vergnügen werden lassen.

Dabei benötigt man nur 1-3 Tropfen eines ätherischen Öls, um all diese Wirkungen und noch viel mehr zu erzielen. Im fortgeschrittenen Zustand einer Krankheit benötigt man allerdings mehr, viel mehr, von einem ätherischen Öl. Bedenke, wir haben 100 Billionen Zellen im Körper, die alle versorgt werden wollen!

Kapitel 1:
Ein Virus – dein Freund?

Wahrscheinlich siehst du das Virus nicht als deinen Freund an. Er kommt wie ein Einbrecher bei Nacht, beschleicht und überfällt dich. Du denkst, du kannst dich nicht wehren, bist machtlos und einem Virus ausgeliefert.

Wahrscheinlich weißt du nicht, dass in jeder Sekunde, so schätzen Wissenschaftler, 10^{33} Viren in dieser Welt leben. Das sind unvorstellbare 10 000 000 000 000 000 000 000 000 000 000 000 Viren.[3] Das heißt, du bist zu jeder Zeit mit unendlich vielen Viren in Kontakt ohne krank zu werden.

Viren sind die Ureinwohner des Weltalls

Noch lange bevor der erste Mensch die Erde betrat, haben Viren bereits begonnen in den niederen Lebewesen, den Einzellern, deren Immunsystem heranzubilden. Mit jedem „Virenbefall" wurde ihr Immunsystem leistungsstärker und widerstandsfähiger. Karin Mollig, Virologin an der Universität Zürich bestätigt, dass fast 50% unseres Erbguts aus fossilen Viren besteht. Viren sind überall. Sie schulen unser Immunsystem. Viren sind die Supermacht des Lebens.[4]

Wenn es also so viele Viren rund um dich herum gibt, warum fürchtest du dich dann nicht vor ihnen, aber vor einer einzigen Virusart hast du Angst und verschanzt und vermummst dich?

---

[3] Maria Schasteen, Erkältung - Mit Duftmedizin vorbeugen und schützen
[4] Karin Mollig, Supermacht des Lebens

Du fürchtest dich vor den vielen Viren deshalb nicht, weil du sie gar nicht merkst. Viren sind unsichtbar. Du brauchst dich davor auch nicht zu fürchten, wenn du gesund und fit bist, denn sie machen dich nicht zwingend krank! Bevor sie nicht in das Innere deiner Zelle eingedrungen sind und nur auf den Schleimhäuten sitzen und ungeduldig darauf warten durch ein Schlupfloch in eine Zelle eindringen zu können, sind sie noch gar keine Viren und haben keinerlei Wirkung auf dich. Denn das **gesunde Immunsystem** steht Wache und währt jeden Eindringling ab.

Der Weg vom unschädlichen Virion zum gefürchteten Virus

Solange ein Virion, das ist die Vorstufe des Virus, auf den Schleimhäuten (in Nase, Mund und Rachenraum, in Magen und Darm) sitzt und von deinem gesunden Immunsystem in Schach gehalten wird, ist es noch kein Virus und hat keinerlei Wirkung auf dich. Trotzdem werden Abstriche aus Nase und Mund genommen und wenn ein Virion entdeckt wird, dann zählst du zu den „Viruserkrankten".

Natürlich wird oft ein Virion entdeckt in einer Umgebung, die voll von angehenden Viren ist. Es ist so als würde dich jemand nach einem Sandsturm auf ein Körnchen Sand in deiner Nase hin untersuchen. Wird er den Sand finden? Wahrscheinlich! Genauso ist es mit dem Virion.

Macht das Virion dich krank? Nein. Macht das Virus dich krank? Nicht zwingend, wenn dein **Immunsystem stark** und wehrhaft ist. Du fragst dich sicher:

Warum sterben so viele Menschen?

Beim aufmerksamen Lesen wirst du sicher bereits bemerkt haben, dass ich immer von einem **starken, leistungsfähigen, wehrhaften Immunsystem** gesprochen habe.

Die meisten Kinder entwickeln im Laufe der ersten Lebensjahre ein starkes Immunsystem. Die infektiösen Kinderkrankheiten bilden und prägen ihr Immunsystem. Außerdem sind ihre Körperzellen voll jugendlicher Kraft, aufgrund der lebenswichtigen Bausteine, die sie in jungen Jahren noch reichlich zur Verfügung haben.

Je älter wir werden, desto mehr fehlt es den Körperzellen an lebenswichtigen Aminosäure-Bausteinen. Unsere stressvolle Lebensweise und eine zucker- und kohlenhydratreiche Ernährung haben langsam aber sicher unsere lebenswichtigen Aminosäureketten zerstört. Das betagte Gebäude bröckelt und bekommt Risse. Das alte Immunsystem wird schwächer. Es kämpft wacker, bis es schließlich in die Knie gezwungen wird und aufgeben muss. Es muss sich einem überstarken Feind geschlagen geben, denn es hat nicht mehr die Kraft das Virus abzuwehren. Mit dem Alter und einem schwachen und kompromittierten Immunsystem kommen noch weitere Grunderkrankungen hinzu, die wir über ein langes Leben hin nicht rechtzeitig erkannt haben. Im „Corona-Jahr 2020" war das Durchschnittsalter der Corona-Toten in Deutschland über 80 Jahre. War der **Aminosäuremangel die Ursache** dafür?

Nach einem langen, erfüllten Leben kommt einmal die Zeit in eine neue Dimension zu gehen. Das Gesetz der Liebe ermöglicht es uns, in einen schmerzfreien Körper zu wechseln.

Die gute Botschaft – Du kannst das Rad des beschwerlichen Alterns zurückdrehen und leben!

Hast du gewusst, dass jede Zelle deines Körpers ausschließlich aus Aminosäuren besteht? Führe **essentielle Aminosäuren** zu und dein Körper wird „wie neu"!

Es gibt 21 verschiedene Aminosäuren, die der Körper für ein gesundes und frohes Leben braucht, 8 davon sind essentiell, das heißt, der Körper kann sie nicht selber herstellen. Sie müssen zugeführt werden.

Wenn du DAS verstehst, wirst du deine Zellen, Organe, Muskeln und Sehnen, Haut und Haare, deinen gesamten Körper mit Aminosäuren versorgen, damit du dich **bis ins hohe Alter jugendlich und fit** erhältst. Dein Immunsystem, das natürlich auch aus Aminosäuren besteht, wird wieder für dich siegreich kämpfen.

Die Biologie lehrt: **Jede deiner 100 Billionen Zellen besteht aus Aminosäuren**.

Auch Pflanzen bestehen aus Aminosäuren, die zur Bildung von ätherischen Ölen beitragen. Daher sind **ätherische Öle** zur Vorbeugung und Unterstützung in allen Lebenslagen so beliebt.

Was sind Aminosäuren?

Aminosäuren sind chemische Verbindungen, die in allen Lebewesen vorkommen. Sie sind die **Grundbausteine der Proteine**. Proteine, auch Eiweiße genannt, bestehen aus Ketten

von Aminosäuren, die durch Peptidbindungen zusammenge-
halten werden.

Proteine sind die wichtigsten Bausteine der Zellen. Sie bauen
Muskeln, Sehnen, das Gewebe, alle Organe sowie Enzyme,
Antigene und Hormone auf. Für ihre verschiedenen Körperzellen (Hautzelle, Leberzelle, etc.) benötigen die Proteine einen Bauplan, der die bestimmte Reihenfolge der Aminosäuren für die unterschiedenen Zellen festlegt. Dieser Bauplan
wird Aminosäuresequenz oder Primärstruktur genannt und ist
in der DNA, unserem Erbgut, festgeschrieben.

*

Im Kapitel über das Immunsystem wirst du sehen, wie ein
Mensch von einem Virus befallen wird, wie die vier Schutz-
wälle des Immunsystems dich vor einer Infektion schützen
und warum manche Menschen nicht krank werden, einige
junge wie auch ältere Menschen – nicht alle – hingegen
höchst gefährdet sein können.

Dein ärgster Feind ist nicht das Virus

Zucker zerstört dein Immunsystem

Zucker ist ein gefährlicher **Aminosäureräuber** und damit ist nicht nur „Zucker" gemeint sondern alle Nahrungsmittel, die im Körper zu Glukose (Zucker) umgewandelt werden. Das sind u.a. alle Kohlenhydrate wie Brot und Gebäck, Nudeln und Mehlspeisen.

Stress ist der Erzfeind deines Immunsystems

Angst und Stress erzeugen im Körper ebenfalls Zucker und zerstören den Aminosäurespeichervorrat. Das Immunsystem kommt zum Erliegen. Angst schnürt das Herz zusammen, das Blut kann nicht mehr ungehindert fließen. Stress lässt uns atemlos durch das Leben hetzen und schnürt die Sauerstoffzufuhr ab. Alle Organsysteme in unserem Körper sind von Stress betroffen, während der Stress den Körper erbarmungslos mit Zucker überflutet.

Zeichen von Aminosäuremangel

Ein Aminosäuremangel zeigt sich vor allem im Allgemeinzustand. Hast du genug davon, bist du fit und lebenslustig. Hast du einen Mangel an den 8 lebenswichtigen Aminosäuren, fühlst du dich wahrscheinlich schwach und träge.

Zurück in deine Kraft!

Fühlst du dich also schwach, wirst du von irgendeiner Zivilisationskrankheit geplagt, von der man heute meint sie sei im Alter unausweichlich, oder willst du dein Immunsystem für den nächsten Virusangriff wappnen, führe deinem Körper die 8 essentiellen Aminosäuren zu, die er nicht selber herstellen kann![5]

---

[5] www.secretsofnature.org/aminosaeuren

Das Virus erfüllt seine Lebensaufgabe

Gäbe es seit Millionen von Jahren keine Viren und Bakterien, könnten Lebewesen in dieser Welt nicht existieren. Sie sind ein Teil unseres Körpers. Im Darm befinden sich **Billionen von Bakterien** mit einem Gesamtgewicht von etwa 2 kg. Wir haben unendlich viele Bakterien auf der Haut, und 70% aller bakteriellen Erreger tummeln sich im Mundbereich.

Viren haben unser Immunsystem zu dem gemacht, was es heute ist, um uns eine Überlebenschance zu geben. Dabei kennt die Wissenschaft derzeit nur **1% aller Viren** und Bakterien, 99% sind unbekannt. Viren sind **Überlebenskünstler**. Sie passen sich den jeweiligen Gegebenheiten an, so sehr man sich auch bemüht sie auszurotten oder wenigstens unschädlich zu machen. Viren sind anpassungsfähig.

Gegen **ätherische Öle** können Viren jedoch niemals immun werden! Als Produkt der Natur sind ätherische Öle nicht nach Apothekerstandard hergestellt sondern aufgrund der ständig wechselnden Witterungsverhältnisse immer ein bisschen anders zusammengesetzt. So können sich Erreger nicht anpassen.

Unser gesunder Körper ist bereits bestens gegen **bekannte Virenstämme** gewappnet. Den Viren-Blueprint schon durchgemachter Infektionen hat das Immunsystem nämlich in seinen Gedächtniszellen gespeichert. Sollte ein bereits bekanntes Virus abermals in unseren Körper eindringen, stellt das Immunsystem augenblicklich die geeigneten Abwehrkämpfer, zum Beispiel Riesenfresszellen, 1 Billion Lymphozyten, 10 Trilliarden Antikörpermoleküle, bereit. Nicht nur unser Gehirn lernt, auch unser Körper, unser Immunsystem, lernt.

Beide, Virus und Körper, wollen überleben

Ist der Körper wie mit einer stählernen Ritterrüstung vor eindringenden Speerspitzen geschützt, das heißt, hast du ein **starkes Immunsystem**, kann der Erreger eindringen und dich immunisieren und du merkst es vielleicht überhaupt gar nicht. Oder du hast einen raschen und schwachen Krankheitsverlauf und bist schnell wieder wohlauf.

Doch Viren haben leichtes Spiel mit einem **schwachen Immunsystem**, dem sie sehr gefährlich werden können. Infolge erliegen Patienten oft einem Lungenversagen, Multiorganversagen oder einer Blutvergiftung und einem septischen Schock.

Wodurch wird das Immunsystem geschwächt?

Durch Zucker, Stress, zu wenig Schlaf, falsche Ernährung und ungesunde Lifestyle-Gewohnheiten wie Rauchen, Alkohol- oder Drogenkonsum und den 5 Leidenschaften des Verstandes: Lust, Zorn, Gier, übermäßige Bindung und Eitelkeit. Raubbau des Körpers und geistige Verrohung führen unweigerlich zu Verblendung und einem geschwächten Immunsystem.

Das Spiel mit der Angst

Man hört allenthalben: „Viele Menschen sterben an dem Corona Virus." Was man aber nicht hört ist die Tatsache, dass nahezu alle Todesfälle schwerwiegende Vorerkrankungen hatten und nicht „an" sondern „mit" dem Corona Virus gestorben sind.[6] Nur 0,0076% sind im ersten Quartal 2020 an COVID-19 gestorben.

---

[6] www.unibonn.de/neues/111-2020

Das Virus und Dein Immunsystem

Der Virologe Dr. Erickson erklärte unlängst in einer Presskonferenz die Grundlagen der Immunologie und Mikrobiologie, wie sie der medizinischen Gemeinschaft seit Jahren allgemein bekannt sind.

„Das Immunsystem wird dadurch aufgebaut, dass wir Viren und Bakterien ausgesetzt sind. Unser Immunsystem ist es gewohnt mit Keimen in Berührung zu kommen. Wir teilen Bakterien, Staphylokokken und Streptokokken Bakterien, und Viren und bilden eine Immunantwort darauf. Wenn man diese Begegnung unterbindet (wie bei einem gesunden Menschen in Quarantäne), **schwächt** diese Situation **das Immunsystem**. Und wenn man monatelang interniert ist, sinkt die Abwehrkraft noch mehr.

Menschen sitzen zu Hause, waschen sich ständig die Hände, reinigen gründlich alle Gegenstände, töten 99% der Viren und Bakterien und machen sich Sorgen um Dinge, die sie zum Leben eigentlich brauchen. Dies verringert die Leistungsfähigkeit des Immunsystem – und das ist der heutige Wissensstand und die Grundlage der angewandten Immunologie."

- Sollte jemand ein reduziertes Immunsystem haben, dann ist es wichtig, diesen Menschen vor Ansteckung zu schützen und ihn zu separieren, weil er kein Immunsystem aufbauen kann.

- Wer ein normal funktionierendes Immunsystem hat, der braucht die Interaktion und Berührung mit Keimen, um sich in dieser Welt zu behaupten.

Wenn die Menschen nun aus der geschützten Umgebung der Quarantäne wieder herauskommen, haben sie **fast kein Immunsystem**. Ihr kompromittiertes Abwehrsystem kann sie nicht mehr schützen und es wird zu einem Anstieg an Krankheiten aller Art kommen.

Man entwickelt sein Immunsystem und bildet eine Immunantwort nur dadurch, dass man mit Viren und Bakterien in Berührung kommt. Nur so baut man ein starkes Immunsystem auf. Es gibt normale Bakterien und normale Flora, denen wir ausgesetzt sein müssen. Bakterien und Viren, die nicht virulent sind, sind unsere Freunde. Sie schützen uns vor krankmachenden Bakterien und Viren und vor opportunistischen Infektionen.

Das alljährliche Grippevirus

Jedes Jahr bekommen wir die Grippe und es erscheint ein neues, mutiertes Grippevirus. 99% der Viren sind Grippeviren. Es gibt verschiedene Arten von Mutationen, die entweder eine Zunahme der Virulenz (wie gefährlich ein Virus ist) oder eine Abnahme verursachen.

Die Corona Viren

Die Wissenschaft untersucht Corona-Viren bereits seit den 1970er Jahren. Dieses Virus war durch Menschen übertragbar und es war neu. Und jedes Mal, wenn es in der medizinischen Gemeinschaft etwas Neues gibt, löst dies Angst aus. 2020 heißt das Virus SARS-CoV2. Man hat darauf sofort reagiert, um die Haftung und die Todesfälle zu minimieren. Sicherheitsmaßnahmen waren anfangs geboten. Doch die Statistik zeigt, dass 25% der mit COVID-19 diagnostizierten Personen asymptomatisch sind. Mehr dazu auf www.ärzte-für-aufklärung.de/

Kapitel 2:
Das Immunsystem – dein Schutzwall

Der Körper schützt sich selbst

Staunend steht der Mensch vor dem Wunderwerk des Körpers. Während er „lebt", geht der Körper mit all seinen Systemen seiner Aufgabe nach, die darin besteht unser Überleben zu sichern. 100 Billionen Zellen arbeiten unermüdlich im Hintergrund. Und all diese 100 Billionen Zellen sind genial „einfach" aufgebaut. Sie bestehen aus nur **21 Aminosäuren**.

Während der Körper arbeitet, ist es unsere Aufgabe, ihm die lebensnotwendigen Bausteine (Nährstoffe) zu geben, die er braucht, um seine Arbeit auszuführen. Wie ein Bauherr Ziegel herbeischafft und Baumaterialien bereitstellt, um ein Haus zu errichten/erhalten, so wäre es unsere Pflicht, unserem Haus – unserem Körper das richtige Baumaterial bereitzustellen.

Aber wissen wir überhaupt, was unser Körper braucht? Es ist unsere Verantwortung und Pflicht das herauszufinden! **Nichtwissen schützt vor den Folgen nicht.** Und die Folgen dieser Unwissenheit sind in einer Pandemie allenthalben sichtbar: Krankheit, Leid und vorzeitiger Tod.

Daher wollen wir uns jetzt eingehend mit dem Immunsystem beschäftigen, um zu erkennen, wie wir unserem Körper helfen können sich vor Viren und Erregern aller Art zu schützen. Man lässt seine Soldaten ja auch nicht ohne Ausrüstung in den Kampf ziehen sondern versorgt sie mit allem Nötigen, damit sie das Vaterland erfolgreich verteidigen können.

Die zwei Arten des Immunsystem

Wir haben zwei Arten des Immunsystems:

- Das unspezifische Immunsystem (angeboren)
- Das spezifische Immunsystem (erworben)

Das unspezifische Immunsystem ist angeboren und umfasst etwa 66% unserer Leukozyten. Sie sind seit Jahrmillionen auf bekannte Krankheitserreger spezialisiert, so wie auch die Pflanzenwelt. Unsere Heilkräuter sind nämlich ebenfalls mit einem unspezifischen Immunsystem ausgestattet.

Das spezifische Immunsystem lernt einen neuen, unbekannten Erreger erst kennen, denn Viren und Bakterien mutieren ständig. Die Begegnung mit neuen Krankheitskeimen kann neben Tröpfcheninfektion etwa durch Verletzungen (Bienen- und Insektenstich, Zecken- oder Spinnenbiss oder Wunden) geschehen. Ist unser Immunsystem durch einen ungesunden Lebenswandel geschwächt, können die lebensnotwendigen Schutzschichten zerstört sein und der Keim findet raschen Zugang in die Zelle. Diese Inkubationszeit, die Zeit bis zum Ausbruch der ersten Krankheitssymptome, dauert zwischen 3 und 14 Tagen. (Daher werden Leute bei Ansteckungsgefahr in eine 14-tägige Quarantäne geschickt.)

So werden **ätherische Öle** gerne verwendet, um von ihren bewährten immunmodulierenden Wirkstoffen zu profitieren. Am besten trägt man ätherische Öle wie **Oregano, Gewürznelke, Zimt, Thymian** und andere, das Immunsystem stärkende, Öle großzügig auf die Fußsohlen auf. Dadurch übernimmt man die Wirkstoffe vom allgemeinen Immunsystem der Pflanzen, um sich zu schützen.

Immunsystem: Der vierfache Schutzwall

Unser Körper hat eine vierfache Barriere zum Schutz gegen Eindringlinge aller Art aufgestellt. Kein Virion kann in den Körper eindringen, wenn die Schutzbarrieren ordnungsgemäß in Stand gehalten sind, das heißt, wenn wir auf unsere Gesundheit geachtet haben, sagt der Forscher Helmuth Matzner und erklärt im Folgenden wie die Schutzbarrieren funktionieren.

Diese vier Schutzbarrieren sind:

1. Schleimhaut
2. Zellmembran
3. Barrieren bis zum Zellkern
4. Abwehrmechanismen im Zellkern

Die erste Barriere ist die Schleimhaut. Wir atmen die Luft ein. Sie kommt in den Nasen- und Rachenraum, wo Millionen von Immunzellen (Makrophagen, Lymphozyten, Granulozyten) darauf warten, Krankheitserreger zu zerstören, die diese erste Barriere, die sog. Glykokalix, überwinden könnten. Auch kann das Virion nicht eindringen, wenn die Schutzbarrieren in den Schleimhäuten der Lungenbläschen intakt sind. Es werden sogleich virentötende Abwehrstoffe (Surfanctant-Protein A und D) gebildet, um den Lungenraum keimfrei zu halten.

Außerdem können die Virione effektiv durch Auftragen oder Inhalieren **ätherischer Ölmoleküle** vernichtet werden. Das geschieht durch **Elektronenentzug**. Genauso wehren auch die Gewebszellen Eindringlinge ab, indem sie mittels Sauerstoffradikale bzw. Stickoxide und vielen anderen Stoffen dem Virion die lebensnotwendigen Elektronen entziehen und es dadurch unschädlich machen.

Sollte ein Virion dennoch über die Schleimhaut oder durch eine Wunde Eingang in den Körper gefunden haben, tritt die zweite Schutzbarriere in Kraft, die Zellmembran oder Zellwand.

Die zweite Barriere ist die Zellmembran, wo das Virion sich über spezifische Zellrezeptoren andockt und beim Eindringen eine Signalkaskade im Zellinneren auslöst.

Die dritte Barriere ist der Zellkern. Vermehrt sich der Erreger in der Zelle, wird das Virion zu einem Virus. Doch zuvor muss es bis zum Zellkern, zur Kernhülle, vordringen, um dort sein Chromosom in das Chromosom der Wirtszelle einzulagern. Nur so kann es repliziert und aktiv werden. Denn es hat keine Möglichkeit zur eigenen Proteinherstellung. Es hat weder Ribosomen noch Mitochondrien, womit es eigene Energie herstellen könnte sondern besteht nur aus einer Hülle mit seinen Erbinformationen.

Die vierte Barriere ist die RNA Interferenz. Die Zelle erkennt blitzschnell, ob das, was hier verdoppelt wird, eigen oder artfremd ist. Die Fremd-RNA wird dann zum Ribosom geschickt, um dort die nötigen Aminosäureketten zusammenzustellen. Stellt sich heraus, dass tatsächlich ein Virus produziert wurde, wird als letzte Sicherheitsinstanz noch das Verdauungsenzym Lysozym in Stellung gebracht, das für das Virus eine sehr saure, lebensfeindliche Umgebung schafft.

Sobald die Zelle bemerkt hat, dass sie einen Krankheitserreger beherbergt, hisst sie nach außen die „rote Flagge", damit die Makrophagen, die Fresszellen des Immunsystems, sofort erkennen, dass diese Zelle zu zerstören ist. Wir haben täglich zwischen 1.000 und 100.000 Krebszellen in unserem Körper, die auf die gleiche Weise markiert und erledigt werden.

Wie du dein Immunsystem unterstützt

Alle 100 Billionen Zellen – die Schleimhaut, die Zellmembran, der Zellkern, die RNA, das gesamte Immunsystem, alle Organe und Körpersysteme – **bestehen aus Aminosäureketten**! Ätherische Öle und Aminosäuren haben eine ähnliche Struktur. Wenn jeder Kranke nur wüsste, dass er mit einer täglich Nahrungsergänzung der **8 essentiellen Aminosäuren** und **ätherischen Ölen** sich selbst helfen könnte!

- Ein schwaches Bindegewebe, Arthrosen, Abnützung = ein Aminosäuremangel!
- Probleme mit Knochen, Faszien, Sehnen, Muskeln = ein Aminosäuremangel!
- Der Mensch wird schwächer. Nein, er wird nicht automatisch schwächer. Er verliert seine Aminosäuren.
- Ein kranker, infizierter Mensch braucht Aminosäuren, um sein Immunsystem zu stärken.

In der Wissenschaft redet niemand von Aminosäuren, obwohl diese Substanzen der **Grundbaustein des Lebens** sind. Alle Lebewesen sind ausschließlich aus Aminosäuren aufgebaut. Aminosäuren zu sich zu nehmen wäre nicht nur sofort erhältlich, eine billige Alternative zu unzähligen, mit Milliarden Steuermitteln gesponserten Pharma-Projekten, und hochwirksam zur Wiederherstellung des Immunsystems.

Es gibt verschiedene Maßnahmen, mit denen du dein Immunsystem ab sofort unterstützen kannst, worüber wir im folgenden Kapitel sprechen werden. Dazu zählen unter anderem:

- Wasserzufuhr, die Erste-Hilfe-Maßnahme
- Schutz der Schleimhäute, inkl. der Magenschleimhaut
- Immunstärkende Nahrungsergänzungen
- Immununterstützende ätherische Öle

Kapitel 3:
Schutzmaßnahmen – hilf dir selbst!

Wasser, deine Erste Hilfe!

Trinke viel Wasser! Der Körper besteht zu 80% aus Wasser. Dieses Wasser im Körper bildet einen schützenden Biofilm, Glykokalix genannt, wo Billionen von Viren und Bakterien sowie spezielle Antikörper angesiedelt sind. Sie bilden ein gewaltiges Bollwerk zum Schutz vor Krankheitskeimen.

Zusätzlich schwimmen auf der Oberfläche dieses Wasserfilms **ätherische Öle**, die mit ihren antiviralen Eigenschaften darauf achten, dass nichts Fremdes in die Körperzellen kommt. Bei Bedarf produzieren sie über Stickoxide rasch Abwehrstoffe, um die Nährstoffzufuhr für die Krankheitserreger abzuriegeln. Gleichzeitig können sie aus Wasser und Sauerstoff freie Radikale bilden, die dem Erreger Elektronen entziehen und ihm auf diese Weise sogleich die Lebensgrundlage rauben. Genauso arbeiten ätherische Öle auch in der Pflanze selbst. Dieser Ölfilm, der auf dem Wasser schwimmt, wird bei der Dampfdestillation sichtbar gemacht: Das ätherische Öl steigt auf und schwimmt auf der Wasseroberfläche.

Wassermangel: Hast du trockene Schleimhäute, etwa eine trockene Nase, ist das mit ein Zeichen dafür, dass du zu wenig Wasser trinkst. Im Nasensekret sind Glykoproteine, die viel Wasser binden. Kommt ein Virion des Weges, verfängt es sich in dieser Schleimschicht. Mit jedem Atemzug atmen wir an die 10-16 Millionen Bakterien und Viren ein. Mit dieser Schleimschicht werden sie beim Naseputzen und beim Ausatmen auch wieder hinaustransportiert.

Der Nasenraum und die Schleimhaut erneuern sich alle 20 Minuten komplett![7]

Die Atemwege von der Nase bis in die 300 Alveolen (Lungenbläschen) mit den Flimmerepithelen sind mit dem Biofilm ausgestattet, der mit genügend Wassertrinken unterstützt wird.

Das ideale Trinkwasser ist:

- Gefiltert und von Pestiziden, Schwermetallen und Medikamentenrückständen gereinigt
- Reich an Elektrolyten
- Magenfreundlich mit einem pH Wert von etwa 8-9
- Sauerstoffreich
- Antioxidant zum Schutz der Zellen
- Energetisiert und besonders wohlschmecken.[8]

Es ist daher kein Zufall, dass alle Gesundheitsexperten dazu raten viel Wasser zu trinken. Damit ist reines Wasser gemeint, nicht Mineralwasser (zieht wichtige Mineralien aus dem Körper) oder Fruchtsäfte (Zucker), Bier oder andere Getränke. Reines Wasser reinigt den Körper und füllt die Wasserreserven auf. Man trinkt am besten gleich nach dem Aufstehen, noch vor dem Frühstück, einen großen Teil der Tagesration an Wasser.

Während des Tages ist auch Wasser mit 1-3 Tropfen eines ätherischen Öls beliebt. Besonders bevorzugt werden die wohlschmeckenden Aromen von **Zitrone, Orange, Mandarine** und **Limette**.

---

[7] www.helmuthmatzner.com
[8] www.secretsofnature.org/bezugsquellen

Essentielle Nahrungsergänzungen

Schutz der Schleimhäute – Der Zunderschwamm

Rund 80% unseres Immunsystems sitzt im Darm. Paracelsus warnte eindringlich: „Der Tod sitzt im Darm." Um den Darm von Pathogenen zu reinigen, werden Ballaststoffe wie Haferkleie (ein Beta-Glucan) angeraten. Beta-Glucane schützen die Schleimhäute vom Mundbereich bis zum Magen- und Darmbereich. Sie schützen aber auch das Herz und regen die Immunzellen dazu an, infizierte Zellen aufzuspüren und zu vernichten.

In 13.000 wissenschaftlichen Studien zeigt Beta Glucan signifikante Verbesserungen der Immunantwort für Krankheiten wie Allergien, Asthma, Bluthochdruck, Diabetes, Infektionen, Krebs, Stress, Übergewicht und viele andere. Neben den wenigen natürlich vorkommenden Quellen von Beta Glucan, etwa in Hafer, Sellerie, Karotten oder Rettich, zählen Pilze wie u.a. Shitake, Maitake und allen voran der Zunderschwamm.[9]

Der Zunderschwamm ist ein nährreicher Baumschwamm, der in unseren heimischen Wäldern gesammelt und sorgfältig als Nahrungsergänzung hergestellt wird.

Anwendung: Einen Teelöffel Zunderschwamm in 250 ml Wasser einrühren und trinken. Trotz dunkler Farbe ist das Getränk geschmacksneutral und daher ganz leicht zu nehmen. Es kann morgens und abends oder zwischendurch genommen werden.

---

[9] www.secretsofnature.org/zunderschwamm

Aminosäuren – der Stoff des Lebens

Wir haben mit dem **Wassertrinken** die Glykokalix, den Wassergraben rund um unsere Zellwände, aufgefüllt, die Schleimhaut mit dem **Zunderschwamm** geschützt und kommen nun zu den lebenswichtigen Baustoffen der Zellen: **Aminosäuren**.

- **Nerven und Nervenverbindungen**, die wir auch zum Lernen benötigen, bestehen aus Aminosäuren. Signalstoffe (Neutrophine), die Verbindungen zwischen Nervenbahnen herstellen, bestehen zum Beispiel aus 120 Aminosäuren. Mangel an diesen Stoffen führt zu Defiziten beim Lernen sowie zu Gedächtnisverlust im Alter.

- Unser Gehirn, die Muskeln, die Sehnen, die Knorpeln, alle Organe, die Haut und das Bindegewebe - **alles besteht aus Aminosäureketten**. Sie bauen auch Neurotransmitter, Enzyme, Hormone und Antigene auf.

- Alle **Abwehrsysteme** bestehen aus Aminosäuren. Sie bauen das gesamte Immunsystem mit den Granulozyten und Lymphozyten auf. Zugleich sind sie – gemeinsam mit den ätherischen Ölen – für den äußeren Zellschutz hauptverantwortlich.

- Proteine sind ausschließlich aus Aminosäureketten aufgebaut. Das größte bekannte Protein besteht aus einer Kette von über 30.000 Aminosäure-Peptidverbindungen und ist in Muskelzellen zu finden.

- Angiotensin Converting **Enzyme**, verantwortlich für die Aufrechterhaltung des Blutdrucks und die Regelung des Wasser-Elektrolyt-Haushalts, bestehen aus etwa 1.277 Aminosäuren.

- Daher ist es so wichtig die **8 essentiellen Aminosäuren**, die die Körperzellen nicht selbst herstellen können, zuzuführen. Die 8 essentiellen Aminosäuren sind das Präventions- und Reparaturwerkzeug schlechthin.

- Wichtig dabei ist, dass die Aminosäuren in **kristalliner Form** vorliegen, um sofort ohne Stoffwechselvorgänge in die Körperzellen aufgenommen und ebenso sofort in den Ribosomen zu Aminosäureketten (sprich Eiweiße aller Art) verarbeitet werden zu können.

- Aminosäureketten werden ständig erneuert und daher werden die 8 essentiellen Aminosäuren im Körper **ständig gebraucht**. Besonders junge Menschen, die sich aminosäure-arm ernähren (Fastfood), schwächen ihr Immunsystem.

- **Beachte:** Ob man Osteoporose, Herzmuskelerkrankung, Diabetes oder welche Zivilisationskrankheiten man auch immer haben könnte, die Ursache ist immer ein **Aminosäuremangel**!

Produktion von Aminosäuren im Körper

In der Zellflüssigkeit (Zytoplasma) ist der Zellkern mit seinen Aminosäurekettenfabriken, den sogenannten Ribosomen, die alle Aminosäureketten im Körper zusammenstellen.

Wer braucht Aminosäuren?

Jeder von uns braucht die 8 essentiellen Aminosäuren und sollte sie zuführen. Warum ein Virus immer die Älteren und gesundheitlich geschwächten Personen trifft, liegt in der Tatsache, dass **ältere Menschen** meist bereits einen akuten **Aminosäuremangel** aufweisen.

Es ist für Leute über 50 daher wichtig Aminosäuren zuzuführen.

Aber es trifft auch **jüngere Menschen**, die an einem Virus sterben, weil ihr Immunsystem kompromittiert ist. Manche von ihnen haben wohl mit ihrem Körper Raubbau getrieben und einen akuten **Aminosäuremangel** aufgebaut, etwa durch Rauchen und ungesunde Essgewohnheiten. Gestresste Geschäftsleute, Menschen, die ihren Job und ihre Hoffnung verloren haben, haben ein geschwächtes Immunsystem. Sie alle sollten zu einem Aminosäurepräparat greifen, um ihr Immunsystem zu unterstützen.

Ein schwaches Immunsystem bedeutet immer einen Aminosäuremangel.

Nichtwissen schützt vor Schaden nicht

Es gibt Leute die behaupten, wir hätten durch das Essen von Fleisch und Fisch genügend Aminosäuren, doch das ist eine irreführende Behauptung. In Wirklichkeit essen wir unglaublich viele Kohlenhydrate und Stärkeprodukte, die unsere Aminosäuren im Körper vernichten. Zudem überfordern wir das komplette Körpersystem durch Stress und zerstören die körpereigenen Aminosäureketten mit Rauchen und Alkohol.

„Wir müssen jetzt unsere Alten schützen."

Wie schützt du dich, deine Eltern, Großeltern, Urgroßeltern? Die klare Antwort sollte dir jetzt bewusst sein. **Gib ihnen genügend Aminosäuren.** Sie sind als Presslinge erhältlich und weil diese ziemlich groß sind, könnte so mancher ältere Mensch Probleme damit haben sie zu schlucken. Daher gebe ich hier für alle, die nicht Schlucken können, einen Tipp.

Ich habe nämlich vor Jahren, als ich in Amerika in einem Krankenhaus gearbeitet habe, eine furchtbare Situation gesehen, die ich in meinem Herzen nie vergessen werde. Eine junge Krankenschwester hat einer Hochbetagten einfach die Nase zugehalten und Pillen in ihren Mund gestopft. Wäre mir das passiert, ich wäre wohl vor Angst und Schrecken erstickt. Daher machen wir es für unsere Schutzbefohlenen einfach:

Wenn du keine Pillen schlucken kannst

Die angegebene Anzahl der Presslinge pro Tag sind auf der Packung mit 3x3 angegeben. Pulverisiere die Pillen (in einer Kaffeemühle oder dem Thermomix auf Vorrat). In ein kleines Glas gib die ungefähre Verzehrmenge des Pulvers (3 Presslinge), füge zwei Teelöffel Speiseöl bei und verrühre zu einer cremigen Konsistenz. Dann füge ein wenig Fruchtsaft (zum Beispiel Gojisaft) hinzu und rühre nochmals um. Ein kleiner elektrischer Quirl kann hilfreich sein. Drei bis vier kleine Schlucke und die Aminosäuren gehen samtig weich die Kehle hinunter. Es gibt bekanntlich für jedes Problem eine Lösung.

Kokosöl schmeckt besonders gut, doch verwendet man davon nicht zu viel, denn es enthält eine Menge gesättigter Fettsäuren. Dagegen ist Makadamianussöl mit dem nussigen Geschmack sehr gesund und wohlschmeckend.

Bist du dir unsicher wieviel Aminosäuren-Pulver du verwenden solltest, bedenke: Wir haben fast alle einen Aminosäuremangel. Wir müssen Billionen von Zellen versorgen, also ist in diesem Fall *mehr* besser. In schweren Fällen brauchen wir sogar viel mehr.

❖

Warum Sportler Aminosäuren nehmen

Beim Trainieren braucht man eine stärkere Lunge, das heißt, ein stärkeres Aminosäuren-Konstrukt (i.e. Eiweißketten). Die Lunge besteht natürlich auch aus Aminosäuren. Beliebt sind Protein Shakes, doch die können sich von der reinen kristallinen Form der Aminosäuren sehr unterscheiden. Sie enthalten einige aber nicht alle 8 essentiellen Aminosäuren.

Auch unser Geist pocht auf Aminosäuren

Helmuth Matzner, einer der führenden österreichischen Forscher auf dem Gebiet ätherischer Öle und der Genomforschung, erklärt das faszinierende Zusammenspiel von Aminosäuren und unserem (geistigen) Erfolg.

Das **Histon** ist die wichtigste Struktureinheit der DNA. Es besteht aus mehreren Aminosäureketten, die in allen Lebewesen vorhanden und Milliarden Jahre alt sind. Auf diesen Histonen sind alle Daten gespeichert, die für das Leben, die Entwicklung und die Anpassung des Menschen vonnöten sind.

> **Der Erfolg im Lebens** wird von der Anpassungsfähigkeit des Geistes aufgrund seiner materiellen Grundlage (Körper, Zelle, DNA, Histone, Aminosäuren) bestimmt!

Jeder Geist entscheidet aufgrund seiner Datenlage auf seinen Histonen, welche Proteine er für seinen Körper produzieren lassen will. Fehlentscheidungen führen unweigerlich zu einem Misserfolg. So können Entscheidungen in der Ernährung (z.B. zu viel Zucker zu essen) zu schwerwiegenden Erkrankungen führen.

Der Geist ist ständig damit beschäftigt, die Datenlage auf seinen Histonen gemäß der (oftmals unreflektierten) **Befehle** zu überprüfen, um sicherzustellen, dass diese weiterhin für den erwünschten „Erfolg" vorteilhaft sind.

Erfolgreiche Menschen passen sich ständig rasch an neue Bedingungen an, indem sie aufmerksam beobachten und den Histonen neue Daten zuführen (= **lernen**). Dadurch werden genau diejenigen Aminosäureketten (Proteine, Eiweiße) produziert, die für die Steuerung des Körpers am vorteilhaftesten sind.

Das Überleben jedes Einzelnen und der gesamten Gesellschaft und damit der Erde hängt von diesen **Datensätzen** und den dementsprechenden **Entscheidungen** ab. Der Geist baut den Körper und seine Welt, doch er kann nur auf das zurückgreifen, was er gelernt und verinnerlicht hat. Unwissenheit schützt vor den Folgen (Krankheit) nicht.

Bei den Entscheidungen, die wir treffen, spielen die Aminosäuren die entscheidende Rolle. In den Ribosomen werden die Aminosäuren zu großen Ketten zusammengezogen. Wenn diese Aminosäureketten falsch „gefaltet" werden, das heißt, wenn wir **Fehlentscheidungen** getroffen haben, dann haben wir Alzheimer, Parkinson, und wie all unsere Zivilisationskrankheiten auch heißen mögen.

*

Neben reinem **Wasser** für den Nahkampf mit Viren und Bakterien, **Beta-Glucan** für intakte Schleimhäute und **Aminosäuren** als Grundbaustein der Zellen, brauchen wir zum Schutz noch **Fettsäuren**, **Vitamin D**, Gemüse mit den gesunden **Farbstoffen** und **ätherische Öle**. Es gibt noch viele andere wertvolle Hilfen wie Vitamin C, den Vitamin-B-Komplex, Kalzium-Magnesium und Zink, aber konzentrieren wir uns zuerst auf die oben genannten Hilfsmittel. Sie sind die ersten und wichtigsten Schritte zum Schutz gegen Viren.

Omega 3 Fettsäuren

Diese gesunden ungesättigten Fettsäuren, die in der Ernährung (Fischöl, Lein- oder Rapsöl) oft nicht genügend vorkommen, sind wichtig zur Unterstützung von Hirn und Herz. Sie sind Bestandteil der Zellen, Energieträger und besitzen entzündungshemmende Eigenschaften. Da sie vom Körper nicht selbst hergestellt werden können, müssen sie durch die Nahrung oder durch Nahrungsergänzungen zugeführt werden.

Das Sonnenvitamin D3 zusammen mit K2

Eine ausreichende Menge an Vitamin D3 ist absolut notwendig, um das Immunsystem zu unterstützen. Es sollte zusammen mit Vitamin K2 genommen werden, das als Elektronentransporter dient.[10]

Die gesunden Farbstoffe: Gemüse

Synthetische Farb- und Geschmacksstoffe in vorgefertigten Gerichten und abgepackten Waren im Supermarkt machen krank. Daher solltest du für deine gesunde Immunabwehr nach Gemüse und Obst greifen, die farbenfroh und reich an lebenswichtigen Aufbaustoffen sind, wie etwa Grünes Blattgemüse, Salat, Kohl, rote Beete, Tomaten, Kürbis, etc.

Ätherische Öle

Dem Thema „Ätherische Öle" widmen wir uns nachstehend in einem eigenen Abschnitt. Wir sprechen über antivirale Öle wie die **Zistrose** und den **Kümmel, Myrrhe** und **Myrte** und Ölmischungen, die den Virus aus unserer Atemluft verbannen. Doch zuvor zeige ich dir einige Lebensmittel für dein Immunsystem, die du gleich besorgen und essen kannst.

---

[10] Maria Schasteen, Erkältung – Mit Duftmedizin vorbeugen und unterstützen

Nahrung für das Immunsystem

Das Immunsystem liebt:

- Getreide wie Hafer (Beta-Glucan)
- Gemüse und Obst (Beeren)
- Hülsenfrüchte, Nüsse und Samen
- Hochwertiges Protein

Das Immunsystem scheut:

- Zucker jeder Art
- Alkohol und Sodagetränke
- Übermäßigen Kaffeegenuss
- Synthetisch hergestellte Transfette

Auf der Webseite www.eatsmarter.de findet sich ein wertvoller Überblick der Nahrungsmittel, die du essen solltest, um ein schwaches Immunsystem zu stärken. Ich zitiere:

1. **Eisenhaltige Lebensmittel**, wie Fleisch, Geflügel, Fisch und Gemüse sowie Hülsenfrüchte, Nüsse, Samen und getrocknete Früchte, stärken ein schwaches Immunsystem.

2. **Probiotische Lebensmittel**, zum Beispiel Sauerkraut, Joghurt, Kefir, Kimchi, Miso oder Kombucha, schützen vor schädlichen Stoffen und Infektionen.

3. **Vitamin-C-haltige** Lebensmittel, zum Beispiel Zitrusfrüchte, Paprika, Brokkoli, dunkelgrünes Blattgemüse oder Beeren, haben entzündungshemmende, antibakterielle und antioxidative Eigenschaften.

4. **Ingwer** sollte regelmäßig in die Ernährung eingebaut werden. Zur Vorbeugung von Infektionen wirkt die Wurzel nämlich am effektivsten.

5. **Knoblauch** entfaltet seine immunstärkende Wirkung am besten, wenn er zerdrückt und nur kurz erhitzt verzehrt wird.

6. **Beeren** sind reich an sekundären Pflanzenstoffen und Vitamin C. So stärken sie ein schwaches Immunsystem.

7. **Kokosöl** schützt vor viralen, bakteriellen und Pilzinfektionen. Allerdings sollte es in Maßen genossen werden, da es viele gesättigte Fettsäuren enthält.

8. **Süßholz** hilft verschiedene Bakterien, Viren und Pilze abzuwehren. Aber Vorsicht: Ein übermäßiger Verzehr kann zu Bluthochdruck und Herzrhythmusstörungen führen.

9. **Nüsse** und **Samen** enthalten wertvolle Inhaltsstoffe, wie Kupfer, Selen, Vitamin E und Zink, welche eine wichtige Rolle für ein gesundes und starkes Immunsystem spielen.

10. **Vitamin A-haltige** Lebensmittel, wie zum Beispiel Süßkartoffeln, Karotten, dunkelgrünes Blattgemüse, rote Paprika oder auch Fisch und Innereien.

Die tägliche Wartung unserer Körpersysteme durch optimale Ernährung ist wichtig, um gesund zu bleiben oder zu werden. Es ist wie bei unserem Familienauto, das wir hegen und pflegen und regelmäßig mit Treibstoff, Öl und Wasser versorgen, damit es uns problemlos und ohne Panne an unser Ziel bringt. **Ätherische Öle** sind zur Pflege unseres Körpers ganz besonders wichtig.

Ätherische Öle für jeden Tag

*Fast Jede Krankheit ist ein Elektronenmangel.
Ätherische Öle sind geniale Elektronenspender!*[11]

Ätherische Öle in Kräutern, Samen, Wurzeln, Blüten und Blättern bilden einen wertvollen Bestandteil unserer täglichen Mahlzeiten. Denn …

*Alles was duftet und gut schmeckt, erhält sein lebensspendendes Aroma von **ätherischen Ölen!***[12]

Werden Kräuter, Samen, Wurzeln, Blüten und Blätter durch Dampfdestillation gewonnen, ist das daraus resultierende **ätherische Öl** um ein Vielfaches stärker als das Ausgangsmaterial, weil es hochkonzentriert ist. Daher verwendet man oft nur einen einzigen Tropfen von **Zitrone, Mandarine, schwarzem Pfeffer, Majoran** oder **Thymian**, um ein Gericht zu verfeinern. Aber bei ätherischen Ölen geht es nicht nur um den Geschmack. Sie führen uns mit der Nahrung auch wertvolle Substanzen zu und unterstützen den Körper in seinem Überlebensmodus, indem sie ihre heilsamen Wirkungen entfalten. Das Immunsystem ist auf ätherische Öle angewiesen.

Phenole und Phenylpropanoide gehören zu den wichtigsten Wirkstoffen in ätherischen Ölen. Sie reinigen Rezeptoren, vertilgen freie Radikale und schützen uns vor Viren und gefährlichen Bakterien. Folgende ätherische Öle zählen zu den phenolhaltigsten.[13]

---

[11] www.helmuthmatzner.com
[12] Maria Schasteen, Abnehmen – Mit Duftmedizin zum Wohlfühlgewicht
[13] David Stewart, The Chemistry of Essential Oils

Antivirale, immunstärkende Öle:

- **Anis** (*Pimpinella anisum*)
- **Thymian** (*Thymus vulgaris*)
- **Oregano** (*Origanum compactum*)
- **Zimt** (*Cinnamomum verum*)
- **Gewürznelke** (*Syzygium aromaticum*)
- **Pfefferminz** (*Mentha piperita*)
- **Fenchel** (*Foeniculum vulgare*)
- **Basilikum** (*Ocimum basilicum*)
- **Lorbeer** (*Laurus nobilis*)
- **Ravensara** (*Ravensara aromatica*)
- **Estragon** (*Artemisia dracunculus*)
- **Teebaum** (*Melaleuca alternifolia*)

Andere Öle mit immunstärkendem Effekt:

Die **Zistrose** (*Cistus ladanifer*) kann ebenfalls aufgrund ihrer Phenolwirkung das Immunsystem stärken und unterstützen.

Kümmel (*Cuminum cyminum*) ist antiviral, regt das Immunsystem an und unterstützt es kräftig, fördert Appetit und Verdauung und reguliert die Leber. Kümmel wirkt beruhigend.

Myrrhe besitzt antivirale Eigenschaften und unterstützt das Immunsystem.

Myrtle normalisiert ein Ungleichgewicht im Hormonhaushalt und kommt ebenfalls dem Immunsystem zu Hilfe.

Ölmischungen mit starker Wirkung

Nach Belieben kann man zwei oder mehrere der oben genannten Öle nacheinander auftragen oder mischen.

Kapitel 4:
Die besten Ätherischen-Öle-Rezepte

Der Aroma-Diffuser – ein natürliche Luftreiniger

Um die Atemluft zu Hause, im Büro oder im Krankenzimmer keimfrei zu machen, schalte einen Vernebler an. Verwende einen Duft, den du gerne hast. Nahezu alle ätherischen Öle haben keimtötende Wirkung.

- Aroma-Diffuser mit oder ohne Wasser
- 10 Tropfen **Zitronen-, Eukalyptus-** oder **Thymianöl**

Anleitung: Für die beste Wirkung sollte der Aroma-Diffuser ein Kaltluft-Diffuser sein, der das ätherische Öl nicht erhitzt. Es gibt Vernebler mit einem Wasserreservoire und andere, die ausschließlich mit ätherischen Ölen betrieben werden und daher stärker duften. Beide Arten von Diffuser sind höchst vorteilhaft, um die Raumluft von Krankheitserregern aller Art zu reinigen. Sie bringen Ozon und negative Ionen in den Raum und das jeweils verwendete ätherische Öl trägt mit seiner speziellen Wirkung zusätzlich zum Erfolg bei. Manche Geräte haben Zeitintervalle sowie Licht- und Tonkomponenten, die man individuell einstellen kann.

Zur Vorbeugung gehört ein Aroma-Diffuser in jedes Haus, in jede Wohnung. Im Krankenzimmer ist der Aroma-Diffuser ein therapeutisches Requisit, das nicht wegzudenken ist.

Ist kein Aroma-Diffuser zur Hand, nimmt man tiefe Atemzüge aus dem Fläschchen. Man kann auch ein feuchtes Handtuch mit einem antiviralen Öl benetzen und im Zimmer aufhängen, um die Luft zu erfrischen und zu reinigen. Doch jeder, der einmal in den Genuss eines Aroma-Diffusers gekommen ist, wird ihn nicht mehr missen wollen.

Ölziehen mit ätherischen Ölen

Viren kommen gerne durch den Mund in den Körper. Ätherische Öle reinigen und schützen vor krankmachenden Keimen.

- 1 Teelöffel Kokosöl
- 1 Tropfen **Nelke** oder **Zimt**

Anleitung: Das Öl einige Minuten kräftig im Mund hin und her bewegen und durch die Zahnzwischenräume ziehen. Danach das Öl möglichst nicht in der Toilette sondern im Abfall entsorgen, da es höchst giftig ist.

Gurgeln mit ätherischen Ölen

Gurgeln ist eine althergebrachte Methode, um Mund- und Rachenraum möglichst frei von Krankheitserregern zu halten.

- 1 Glas Wasser
- 1-2 Tropfen eines **antiviralen Öls**

Anleitung: Je nach Geschmack und Empfindlichkeit werden ein oder zwei Tropfen eines stark antiviralen Öls verwendet. Dieses gesunde Mundwasser ohne Alkohol und synthetische Zusätze kann man auch schlucken, wenn man als Nahrungsergänzung gekennzeichnete ätherische Öle verwendet. So geht das Öl denselben Weg in den Körper hinein wie ein Virus oder Bakterium und räumt damit auf.

Ein warmer Brustwickel

Um das Atmen zu erleichtern, nimmt man:

- 1 warmes, feuchtes Tuch
- 2-5 Tropfen eines **antiviralen Öls**

Anleitung: Einen warmen Wickel auf Brust oder Rücken auflegen, mit einer wasserdichten Folie und einem dicken Handtuch abdecken. **Achtung bei Kindern:** Pfefferminzöl ist für kleine Kinder zu meiden. (Siehe *Sichere Anwendung ätherischer Öle* im Anhang.)

Viel Wasser trinken

Wasser ist das wichtigste Nahrungsmittel. Unser Körper besteht zum Großteil aus Wasser und kann ohne Flüssigkeit nur drei bis vier Tage überleben. Die Aufnahme von Nährstoffen, Blutzirkulation, Abwehr von Viren, Verdauung und Entgiftung wird ohne genügend Wasserzufuhr stark behindert und das Immunsystem leidet darunter schwer. Ideal ist ein, von Schwermetallen, Pestiziden und Medikamentenrückständen, gefiltertes Wasser. (Siehe Quellenverzeichnis im Anhang)

- Reines, gefiltertes Wasser
- 1-2 Tropfen eines antiviralen Öls (Nahrungsmittelqualität), z.B. **Zitrone, Pfefferminze**

Anleitung: Man beginnt mit der Wasserzufuhr bereits nach dem Aufstehen und trinkt über den Tag verteilt soviel man kann.

Grüner Tee mit Zitronenöl

Ein Tässchen grüner Tee kann mehr für das Immunsystem tun als man denkt. Sein Wirkstoff Epigallocatechingallat oder EGCG unterstützt die Immunzellen, indem die Aminosäure L-Theanin die T-Zellen bei ihrem Kampf gegen Viren stärkt.

Anwendung: Während des Tages schluckweise trinken.

Mit ätherischen Ölen Stress reduzieren

Stress ist der Krankmacher Nummer 1 in der heutigen schnelllebigen Zeit. Daher ist die gezielte Senkung des Stresshormons Cortisol, das auch „das Todeshormon" genannt wird, unerlässlich. Mit den folgenden ätherischen Ölen findet man Ruhe von der Hektik des Tages:

- Kamille
- Lavendel
- Majoran
- Weihrauch
- Zistrose
- Zitrone

Anwendung: Eines der aufgelisteten ätherischen Öle oder dein Lieblingsöl entweder direkt aus dem Fläschchen riechen oder 50:50 mit reinem Pflanzenöl verdünnen und auf Schläfen, Nacken und Schultern auftragen.

Ein duftendes Mittel gegen Angst

Den Job verloren? Existenzsorgen? Unsicherheit? Ätherische Öle helfen, Angst und Sorgen im Erinnerungszentrum des Gehirns auszugleichen.

Zwar können sie nicht einen Job oder Geld herbeischaffen, aber sie bringen dich in die Ruhe, glätten deine sorgenvolle Stirn und beruhigen deine rasenden Gedanken. Sie legen – mit ihren innewohnenden Heilkräften – den Mantel der Ruhe um dich, damit du klarer denken kannst. Sie öffnen die inneren Kanäle, sodass du schärfer siehst und neue Möglichkeiten erkennst, die zur Lösung des Problems beitragen können. Folgende Öle sind bewährt:

• Lavendel	• Melisse
• Bergamotte	• Copaiba
• Orange	• Muskatellersalbei
• Zitrone	• Wacholder
• Kamille	• Majoran
• Baldrian	• Weihrauch

Anwendung: Die beste Therapie ist das Einatmen eines dieser beruhigenden Öle. Natürlich kann es auch als Tee, in einer Massage oder im Badewasser verwendet werden.

Ätherische Öle, die das Herz beruhigen

Depression	Balsamtanne, Weihrauch, Zitrone, Sandelholz, Geranie, Lavendel, Orange, Grapefruit, Ylang Ylang
Schock	Immortelle, Basilikum, Kamille, Myrrhe, Ylang Ylang, Rosmarin CT cineol
Trauer	Bergamotte, Kamille, Muskatellersalbei, *Eucalyptus globulus*, Wacholder, Lavendel
Unruhe	Bergamotte, Zedernholz, Muskatellersalbei, Weihrauch, Geranie, Lavendel, Majoran
Verwirrung	Zedernholz, Fichte, Zypresse, Pfefferminze, Weihrauch, Geranie, Ingwer, Wacholder
Verzweiflung	Zedernholz, Fichte, Muskatellersalbei, Weihrauch, Lavendel, Geranie, Zitrone

Die Schlafqualität erhöhen

Bei ungenügend Schlaf oder Schlafstörungen greift man zu folgenden ätherischen Ölen:

- Lavendel
- Baldrian
- Kamille
- Mandarine
- Zitrone
- Orange

Anwendung:

- Vor dem Zubettgehen eines der genannten beruhigenden ätherischen Öle im Schlafzimmer vernebeln.
- Eines der Öle unverdünnt oder 50:50 verdünnt auf Schultern, Magen und Fußsohlen auftragen.
- Ein Badesalz (Bittersalz oder Kaiser Natron™) mit einem ätherischen Öl verrühren und dem Badewasser oder Fußbad beifügen.
- Einige Tropfen auf einen Wattebausch geben und zum Kopfkissen legen.

Schleimlösende ätherische Öle

Exzessiver Schleim kann sich mit der Anwendung ätherischer Öle leichter lösen. Man nimmt eines der folgenden Öle:

- Weihrauch
- Lavendel
- *Eucalyptus radiata*
- Zitrone

Anwendung: Einatmen. 50:50 verdünnt einige Tropfen auf Nacken und Schulter auftragen und in die Fußreflexzonen einmassieren. 1-2 Tropfen lebensmittelechte Öle, verdünnt mit reinem Pflanzenöl, in eine Kapsel füllen und schlucken.

Virusinfektion

Bei den ersten Anzeichen können folgende ätherische Öle im Aroma-Diffuser genutzt werden: Teebaum, Pfefferminze, Basilikum, *Eucalyptus radiata*. Ein Rezept bei viralem Infekt[14]:

- 2 Tropfen *Eucalyptus radiata*
- 6 Tropfen Weihrauch
- 3 Tropfen Immortelle
- 6 Tropfen Fichte
- 15 Tropfen Ravensara
- 1 Tropfen Wintergrün

Anwendung: Auf Brust, Rücken, Nebenhöhlen oder Füße massieren. Diese Mischung kann auch als Badeessenz, in Salz, Sahne oder Badegel vermischt, dem Badewasser zugefügt werden.

Ätherische Öle bei Hustenreiz

Zypresse, Eukalyptus, Zitrone, Weihrauch, Copaiba, Zimt und Nelke sowie Rosmarin werden mittels eines Aroma-Diffusers oder eines Fläschchens wiederholt eingeatmet. Folgendes Rezept kann Hustenreiz lindern:

- 5 Tropfen Kiefer
- 3 Tropfen Fenchel
- 3 Tropfen Lavendel

Anwendung: Einatmen sowie verdünnt auf Brust und Hals auftragen. Zum besseren Einwirken einen warmen Schal um Hals und auf die Brust legen.

---

[14] Gary Young, Essential Oils Integrative Medical Guide

Weitere wohltuende Maßnahmen:

- **Ein heißes Bad** oder Fußbad mit antiviralen ätherischen Ölen zur Entgiftung

- **Pfefferminzöl bei Fieber** auf die Fußsohlen auftragen, um den Körper zu kühlen und Fieber zu senken

- **Händewaschen** ist das wirksamste und billigste Mittel, um uns gezielt vor Viren zu schützen. Bevor wir Viren, die sich nicht selbst fortbewegen können, mit unseren Händen in unser Gesicht (Schleimhäute) bringen, ist das Händewaschen mit einer duftenden Seife mit antiviralen **ätherischen Öle** die gesunde Alternative! Synthetische Desinfektionsmittel sind auf längere Sicht nicht zielführend, denn Viren passen sich immer wieder an und unsere antiviralen Handreiniger werden mit der Zeit wirkungslos.

- **Das heilende Sonnenlicht:** UV Strahlung, die warmen Sonnenstrahlen, sowie Hyperthermie stärken das Immunsystem und weisen den Virus in Schranken.

- **Ein „wirksamer Heilstoff"** ist das Malariamedikament Hydroxychloroquin (HCQ), das bereits 2005 vom *US National Center for Biotechnology* als „effektiv in der Verhinderung der Ausbreitung von SARS CoV" bestätigt wurde. Zusammen mit Zink werden gute Ergebnisse erzielt, wie dein Doktor bestätigen wird. Unter dem Namen Plaquenil ist sein Einsatz in Frankreich im ersten Quartal 2020 um 7.000% gestiegen. Chloroquin wurde schon in den 1930er Jahren in Deutschland von der Firma Bayer hergestellt und ist zur Zeit bereits fast 90 Jahre lang erprobt.

- **Elektromagnetische Felder** sollte man besonders im Krankheitsfall mit dem Corona Virus meiden. 5G Strahlung verschlimmert den Krankheitsverlauf. Also Computer, Tablet, Handy ausschalten, um die Regeneration des Körpers zu fördern.

Der Mund-Nasen-Schutz

Was würde geschehen, wenn wir den Motor des Autos bei geschlossenem Garagentor laufen lassen? Wie lange würden wir leben?

Der Mund-Nasen-Schutz ist sinnvoll, wenn man krank ist und andere vor seiner Krankheit ein wenig schützen will. Gesunde Menschen mit Maske herumlaufen zu lassen, vermummt wie hinter einer Burka, hat ganz andere Motive und schwerwiegende Auswirkungen auf unser Gemüt. Menschen verrohen. Sie sehen nicht mehr, ob jemand hinter der Maske weint oder lacht. Jeder wird zum unbekannten „Feind" und stellt unterbewusst eine Bedrohung dar.

Jedes Mal, wenn wir Menschen mit Masken sehen, werden wir auch daran erinnert, wie „krank" wir doch alle sind – und was wir denken wird Wirklichkeit. Mit einem Mund-Nasen-Schutz in der frischen Natur spazieren zu gehen ist aus medizinischer Sicht nicht nur Unsinn sondern kann krank machen. Wer will schon seine eigenen CO2 Gase ständig einatmen? Die Virologin Dr. Judy Mikovits bestätigt: „Wenn Sie eine Maske tragen, wird buchstäblich Ihr eigenes Virus aktiviert. Sie werden von ihrem eigenen reaktiven Corona Virus krank. Und wenn es zufällig SARS-CoV2 ist, dann haben Sie ein großes Problem."[15]

---

[15] Dr. Judy Mikovits, Plague of Corruption, https://amzn.to/35C4ep2

Das tägliche ätherische Öle Ritual

Willst du deinen Körper in höchste Form bringen, dein Immunsystem tatkräftig unterstützen, Probleme körperlicher, emotionaler oder mentaler Art überwinden, lerne das berühmte **9-Punkte-Programm** kennen, dass der Aromaexperte Helmuth Matzner entwickelt hat und damit vielen Menschen in schwierigsten Situationen wieder zurück ins Leben geholfen hat.[16]

Hier zeige ich dir das tägliche ätherische Öle Ritual, das ein Teil des 9-Punkte-Programms ist. Es kann morgens und abends oder zwischendurch angewendet werden:

1. Gib 3 Tropfen eines hormonunterstützenden Öls in die Armbeugen (z.B. **Salbei, Muskatellersalbei** oder eine **Progesteron Essenz**)
2. Reibe 5 Tropfen eines anhebenden ätherischen Öls auf die Brust (z.B. **Rose, Weihrauch, Geranie** oder **Balsamtanne**)
3. Reibe je 10 Tropfen eines ätherischen Öls auf die Fußsohlen (z.B. **Zitrone, Mandarine, Orange**)

Langjährige Öle Anwender verwenden die Öle gerne pur, doch wenn du erst mit ätherischen Ölen beginnst, mische die Öle mit reinem Pflanzenöl, um sie abzumildern.

Du fragst jetzt sicher: **Wie ist das Mischungsverhältnis? Wie viele Tropfen soll ich nehmen?** Das obliegt unserer Eigenverantwortung. Es gibt kein Mischungsverhältnis, das für alle Menschen gleichermaßen gilt, denn jeder Mensch ist verschieden, mehr oder weniger empfindlich und hat bestimmte Vorlieben. Also mache dir eine Ölmischung die DIR gut duftet und die für DEINE Haut angenehm ist. Experimentiere.

---

[16] www.helmuthmatzner.com

EPILOG

Wenn du dein Immunsystem verstehst, aufbaust und stärkst und dich von „wissenschaftlichen" Grundsätzen und den Erkenntnissen von „unabhängigen" Forschern leiten lässt, verblasst die Angst vor einer weltweit „drohenden" Ansteckung, und Licht, Verständnis und Liebe treten an ihre Stelle.

Auf in das Goldene Zeitalter!

Wir leben in einer Zeit des großen Umbruchs. 2020: Plötzlich standen die Uhren unseres Alltags still. Mit Verwunderung haben wir zum tiefblauen Himmel aufgeblickt. Die Flugzeuge blieben am Boden. Die Vögel schienen lauter zu singen und die Natur sichtlich aufzuatmen.

Eine gütige, unsichtbare Macht hat den Lauf der Dinge angehalten und zurecht gerückt. Die Geschichtsbücher der Zukunft werden das wahre Ausmaß der Geschehnisse schildern. „Die Welt muss leiden, denn die ganze Welt muss erlöst werden."

Das Goldene Zeitalter hat bereits begonnen. Alle Konflikte werden zu einem abrupten Ende kommen und alle Nationen erneuten Frieden finden. „Dann wird sich die Menschheit auf allen Planeten innerhalb des Weltensystems von allen Konflikten ausruhen."[17]

„Erst wenn Gottes Liebe in das Herz eintritt,
kann sich etwas zum Besseren wenden."

Harold Klemp, Das lebendige Wort, Buch 2

---

[17] Paul Twitchell, Das Shariyat-Ki-Sugmad, Buch 1

ANHANG

Bezugsquellen:
www.secretsofnature.org/bezugsquellen

Unabhängige wissenschaftliche Aufklärung:
www.ärzte-für-aufklärung.de

Das Märchen von der Krone
(Soll zum Nachdenken anregen):
www.youtube.com/watch?v=q-dxEHMMhCl

Richtlinien zur sichern Anwendung ätherischer Öle
Siehe unten

Über die Autorin
Nachfolgend

Richtlinien zur <u>sicheren</u> Anwendung ätherischer Öle

Ätherische Öle und die Haut

Bei der Verwendung ätherischer Öle sollte immer eine Flasche mit reinem Pflanzenöl griffbereit sein. Bei Hautirritationen können somit sofort die ätherischen Öle mit Pflanzenöl verdünnt und gemildert werden. Im Notfall verwendet man Speiseöl aus der Küche.

Es genügen 1-2 Tropfen eines ätherischen Öls für eine Anwendung. Je mehr es verdünnt wird, desto milder und für die empfindliche Haut verträglicher ist es. Man vermeidet das direkte Auftragen sogenannter 'heißer' Öle wie Oregano, Zimt und Nelke auf der Haut oder verdünnt diese Öle besonders stark.

Richtlinien zur Verdünnung ätherischer Öle für Babys, Kinder und empfindliche Personen			
Milliliter		**Esslöffel**	
0,5%	3 Tropfen ÄÖ per 30 ml Pflanzenöl	0,5%	1 ½ Tropfen ÄÖ per EL Pflanzenöl
1%	6 Tropfen ÄÖ per 30 ml Pflanzenöl	1%	3 Tropfen ÄÖ per EL Pflanzenöl

Wie bekommt man ½ Tropfen ätherisches Öl? Man steckt einen Zahnstocher in das Ölfläschchen und rührt ihn in das reine Pflanzenöl oder in Speisen ein.

Augen und Ohren schützen

Man vermeidet den Kontakt mit Augen oder empfindlichen Hautstellen. Wenn ein ätherisches Öl in die Augen gelangt, sollte es <u>nicht</u> mit Wasser, sondern mit reinem Pflanzenöl behandelt werden. Ätherische Öle werden <u>nicht</u> direkt in den Ohrkanal gegeben.

Auf Allergieanfälligkeit testen

Bei Neigung zu allergischen Reaktionen sollte man immer zuerst eine geringe Menge eines ätherischen Öls an der Innenseite des Unterarmes oder in der Armbeuge austesten, bevor die Öle auf andere Körperstellen großflächig aufgetragen werden.

Die sicherste Anwendung: Fußsohlen

Die Fußsohlen sind eine der sichersten und effektivsten Körperstellen, an denen Öle aufgetragen werden können. Wenn man nicht weiß, wo ein ätherisches Öl angewandt werden soll, dann bieten sich immer die Fußsohlen an. Das Öl, auf die Fußsohlen aufgetragen, geht direkt über die Blutbahn zu der Stelle im Körper, wo es gebraucht wird.

Direkte Sonnenbestrahlung und Zitrusöle

Zitrone, Bergamotte, Limette und andere Zitrusöle können eine Hautreaktion oder Pigmentierung hervorrufen, wenn die Haut nach dem Auftragen dieser ätherischen Öle dem Sonnenlicht oder UV Bestrahlung ausgesetzt wird. Daher sollte man die Haut mindestens 24 Stunden lang nach dem Auftragen eines Zitrusöls vor direkter Bestrahlung schützen. Um Zitrusöle dennoch zu nützen, könnte man sie auf die Fußsohlen auftragen.

Photosensitive ätherische Öle:		
Angelika	Bergamotte	Bitterorange
Grapefruit	Limette	Zitrone
Petitgrain	Raute	Kümmel

Kinder und ätherische Öle

Man bewahrt ätherische Öle außerhalb der Reichweite von Kindern auf. Obwohl und weil Kinder ätherische Öle lieben, sollten wir bei der Anwendung besondere Aufmerksamkeit walten lassen. Für Kinder sollten ätherische Öle immer mit reinem Pflanzenöl stark verdünnt werden. Öle, die einen hohen Mentholgehalt aufweisen, wie etwa Pfefferminze, dürfen bei Kindern unter sieben Jahren nicht im Halsbereich angewendet werden, damit es nicht zu Atemnot kommt. Besonders milde Öle für Kinder sind **Teebaum** und **Elemi. Mandarine** ist ein Öl, das Kinder absolut lieben.

In der Schwangerschaft

Frauen, die ätherische Öle gerade erst kennenlernen, sollten während der Schwangerschaft <u>keine</u> Experimente mit ätherischen Öle machen. **Ätherische Öle wirken mitunter stark reinigend, eine Eigenschaft, die man während einer**

Schwangerschaft nicht unbedingt wünscht. Außerdem besitzen sie eine hormonähnliche Wirkung, wie unter anderem Muskatellersalbei, Salbei, Rainfarn, Wacholder und Fenchel. **In der Schwangerschaft sollte man prinzipiell immer vor der Anwendung ätherischer Öle mit dem behandelnden Arzt sprechen.**

Körperliche Beschwerden

Bei Krampfanfällen, Epilepsie und hohem Blutdruck sollte man vor der Anwendung ätherischer Öle immer mit dem behandelnden Arzt sprechen. <u>Ysop, Fenchel, Rainfarn oder Salbei</u> sollten dann **nicht** verwendet werden.

Ein Emulgator für ätherische Öl

Ätherische Öle sollten nicht unverdünnt direkt ins Badewasser gegeben, sondern immer vorher mit einem natürlichen Badegel, mit Salz, Honig oder Sahne zum Emulgieren vermischt und so verwendet werden. Dabei setzt man das ätherische Öl erst kurz vor dem Baden dem Badewasser zu, damit durch die Wärme das ätherische Öl seine volle Wirkung entfalten kann und nicht vorzeitig verdampft. Das Emulgieren ist deshalb notwendig, weil sich die ätherischen Öle mit Wasser nicht verbinden und deshalb an der Oberfläche schwimmen.

Ätherische Öle und unsere Haustiere

Mensch, Tier und Pflanze sind „aus demselben Stoff" gemacht. Daher profitieren auch Haustiere von ätherischen Ölen. Weil Tiere einen viel ausgeprägteren Geruchssinn haben, müssen ätherische Öle je nach Größe des Tieres extrem stark verdünnt werden. Synthetisches Teebaumöl kann für Katzen tödlich sein. Daher achtet man unbedingt auf die Qualität der verwendeten Öle.

Aufbewahrung ätherischer Öle

Die Öle sollten immer fest verschlossen und lichtgeschützt in dunklen Glasfläschchen bei Zimmertemperatur aufbewahrt werden. So können ätherische Öle ihre Kraft über viele Jahre bewahren. Wurde ein Ölfläschchen einmal im heißen Auto vergessen, sollte es nicht geöffnet werden. Die kostbaren Lebensessenzen würden sich dadurch verflüchtigen. Man lässt es vor dem Öffnen auf Raumtemperatur abkühlen.

Während dampfdestillierte Öle nahezu unbegrenzt haltbar sind, haben Ölmischungen mit einem Pflanzenölanteil eine kürzere Lebensdauer, obwohl die ätherischen Öle die Lebensdauer des Pflanzenöls stark verlängern. Kalt-gepresste Zitrusöle sind nach dem Öffnen des Fläschchens etwa ein Jahr lang haltbar und werden dann ranzig.

Wichtig ist die Qualität ätherischer Öle

ACHTUNG: Es gibt viele ätherische Öle am Markt. Manche sind gesundheitsschädigend, weil sie mit synthetischen Zusätzen verfälscht oder gar 100% synthetisch hergestellt werden. Manche sind wohlmeinend destilliert, Firmen operieren aber ohne den wissenschaftlichen Hintergrund und die notwendigen Analysen, die chemische Rückstände im fertigen Öl aufdecken würden. Daher sind diese ätherischen Öle für den bewussten Öle-Anwender wertlos. Suche nach ätherischen Ölen, die **nach therapeutischem Standard** hergestellt und die **„Natur pur"** sind! Im Zweifelsfall frage nach.

ÜBER DIE AUTORIN

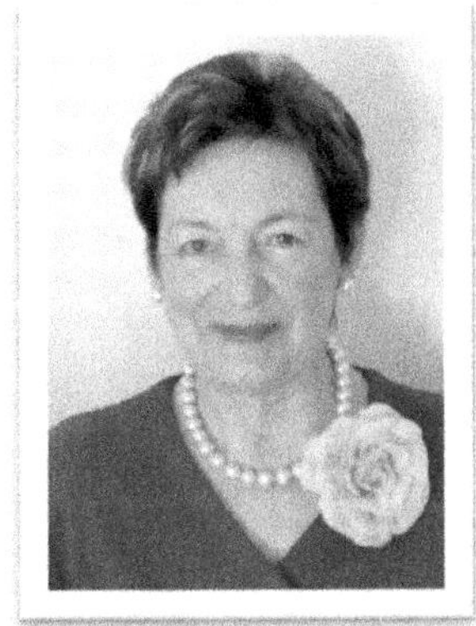

Maria L. Schasteen ist ärztlich geprüfte Aromapraktikerin, Gründerin der Firma Secrets of Nature Vertriebs GmbH. und Autorin der Bestseller Trilogie „Duftmedizin". Sie schaut auf eine über zwanzigjährige Erfahrung mit ätherischen Ölen zurück.

Kontakt: **www.mariaschasteen.com**

BÜCHER DER AUTORIN

Die Sofort Ratgeber Serie:

Band 1: Natürliche Haarpflege mit Ätherischen Ölen

Band 2: Ätherische Öle – Die kleine Hausapotheke

Band 3: Ätherische Öle – 38 Schönheitsrezepte für den Sommer

Band 4: Ätherische Öle für Geniale Schulkinder

Band 5: Ätherische Öle – Essen mit Kindern

Band 6: Ätherische Öle und die festliche Aromaküche

Band 7: Ätherische Öle gegen Umweltgifte

Band 8: Ätherische Öle in der Küche – Ein sinnlicher Genuss

Band 9: Ätherische Öle im Licht der Farben

Band 10: Ätherische Öle in der Weihnachtsbäckerei

Band 11: Ätherische Öle und der Biogarten

Aromatherapie Bücher:

Duftmedizin – Ätherische Öle und ihre therapeutische Anwendung

Duftmedizin für Kinder – Ätherische Öle und ihre therapeutische Anwendung bei Babys, Kindern und Jugendlichen

Duftmedizin für Tiere – Ätherische Öle und ihre therapeutische Anwendung im Tierreich

Weihrauch, das älteste Heilmittel der Welt

Und andere …[18]

---

[18] http://amzn.to/2mZfE1A